NOTICE

SUR

LE CHOLÉRA.

En faisant exactement ce qui est prescrit
dans cette Notice, le Choléra n'est ni plus à
craindre, ni plus dangereux qu'une poignée
de roses effeuillées jetées au visage.

Ouvrages du même auteur,

SOUS-PRESSE ET PAR SOUSCRIPTIONS,

Chez ALFRED CARON, Libraire, rue des 3 Cailloux.

1° **Traité abortif de la petite Vérole,** moyens assurés d'arrêter immédiatement la marche de cette cruelle maladie lorsquelle est déclarée, de l'empêcher de défigurer, d'estropier ceux qu'elle attaque et de devenir funeste.

2° **Un Traité in extenso du Choléra,** dans lequel l'auteur fait connaître la nature des causes de cette maladie et comment il est arrivé à en trouver les moyens de guérison assuré.

3° **Un Traité in extenso de l'inflammation,** altération organique, considérée jusqu'à ce jour comme une exaltation des propriétés vitales : tandis qu'elle en est la diminution ; erreur qui eut, et qui aura toujours les conséquences les plus fâcheuses.

On aura incessamment du même auteur :

Un Traité sur le Typhus, avec indication des moyens de guérison,
— — sur la **Suette,** aussi avec indication de moyens assurés de guérison,
— — sur la **Clavelée,**
— — sur la **Rage.**

NOTICE

SUR LE

CHOLÉRA,

TROISIÈME ÉDITION,

PAR J.-L.-AUG^TIN. SEIGNEURGENS,

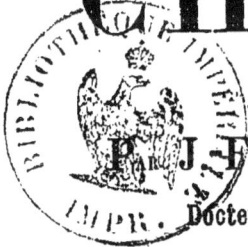

Docteur en Médecine de la Faculté de Paris,

Auteur d'une Nosographie générale, Description et Traitement rationnel de toutes les Maladies.

PRÉCÉDÉ DE LA DÉMONSTRATION :

1° Du véritable mécanisme des fonctions vitales de chaque
organe, où se trouvent expliqués les phénomènes de la
vision, de la respiration, de l'hématose, ou de la transfor-
mation du chyle, etc., en un sang vivifiant ; de la pro-
duction et de l'entretien de la chaleur dans nos tissus, etc.
jeu organique qui avant cette démonstration était inconnu.
Ce qui a donné et donnera toujours lieu à de bien fatales
méprises.

2° Des déplorables erreurs, qui, accréditées jusqu'à ce jour
sur les phénomènes de l'inflammation, ont conduit à de
bien funestes résultats.

Prix : 50 cent., et 60 par la poste.

AMIENS

TYPOGRAPHIE D'ALFRED CARON

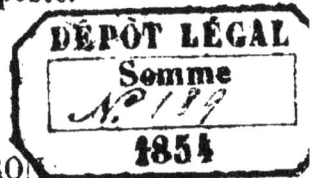

Rue des Trois-Cailloux, 54.

1854

NOTICE

SUR

LE CHOLÉRA.

MOYENS PRÉSERVATIFS ET CURATIFS.

Au moment où l'invasion du Choléra paraît imminente chez nous, je crois utile de faire connaître les moyens dont j'ai constaté l'efficacité contre cette maladie, pendant l'épidémie cholérique de 1832. Voilà ce que je disais, en mars 1849.

Je pourrais aujourd'hui, septembre 1854, disserter longuement sur les nouveaux et innombrables succès obtenus par l'usage de ces moyens, lors de l'épidémie cholérique de 1849. Leur efficacité ayant encore été démontrée dans un plus grand nombre de localités d'une manière irréfragable ; mais je n'ajouterai ici que ce qui est indispensable pour servir de guide dans quelques cas rares et exceptionnels.

Désirant que cette Notice puisse être d'un usage populaire, je m'abstiendrai de tous détails scientifiques sur la nature et les causes du Choléra : je dirai le plus sommairement possible ce qui me paraît d'une stricte nécessité.

CAUSES.

On serait dans une bien grande et bien regrettable erreur, si l'on croyait que les causes du Choléra agissent brusquement, qu'elles puissent tout-à-coup, subitement briser les forces, et en quelques heures éteindre la vie chez les personnes qu'elles atteignent.

Il n'en est pas ainsi : les causes du Choléra agissent plus ou moins lentement selon la constitution individuelle et l'aptitude de chacun à contracter la maladie.

Les degrés d'intensité de l'effet de ces causes varient suivant les circonstances où se trouvent les personnes qui en éprouvent l'action. On comprendra facilement qu'une indigestion par une alimentation trop abondante, par des aliments de mauvaise qualité, ou mal préparés, arrivant pendant l'incubation du Choléra, peut immédiatement amener la Cholérine et bientôt le Choléra ; mais ces cas de Choléra presque spontanés sont exceptionnels et très rares.

Hors le cas de coïncidence d'une autre cause morbifique, tel qu'une indigestion, etc., le développement du Choléra n'est jamais tellement rapide qu'on ne puisse en arrêter le cours ; au contraire, on peut toujours pendant le premier et le deuxième degré de la maladie, neutraliser l'action de ses causes, et même pendant le cours du troisième degré, qu'elle que soit la rapidité de sa marche. J'ai la conviction que les causes du Choléra, combattues à temps, par l'élexir que j'ai composé ne doivent point faire de victimes.

Cette conviction acquise durant l'épidémie de 1832

aurait plus de force, et serait plus profonde encore, si cela était possible, par des succès qui ne se sont point démentis pendant l'épidémie de 1849.

Le doute est permis à ce sujet comme en tout autres cas ; mais, ne pas essayer l'usage de moyens dont l'efficacité est attestée par d'innombrables succès c'est, en quelque sorte, abandonner les malades à d'horribles souffrances et à une mort que l'on peut conjurer, ce qui est manquer à l'humanité, et faire acte de mauvais citoyens. Je le dis en toute vérité : on doit considérer comme tels tous ceux qui, connaissant cette brochure ou les moyens curatifs qu'elle enseigne n'en conseilleront pas l'usage contre ce fléau.

En faisant exactement ce qui est prescrit dans cette notice, le Choléra n'est ni plus à craindre, ni plus dangereux qu'une poignée de roses effeuillées jetées au visage.

Incubation et développement du Choléra.

A en juger par leurs effets, les causes du Choléra agissent d'abord sur les nerfs de la vie organique et particulièrement sur ceux qui se distribuent à l'estomac et aux intestins, qu'elles affectent alors d'une manière inappréciable, même pour les malades. Elles causent, dans le principe, une atonie générale; elles portent ensuite leur action affaiblissante sur le système vasculaire gastro-intestinal dont elles diminuent les forces contractiles et circulatoires; d'où il suit que, l'action absorbante, d'abord ralentie, finit par se suspendre presque entièrement; puis, ces causes agissent sur les fibres musculaires des membranes de l'estomac et des intestins dont elles pervertissent la régularité des mouvements contractiles. Pendant ce temps, l'action exhalante, au contraire, prend graduellement plus d'accroissement; l'exsudation devient de plus en plus abondante; plus tard les vaisseaux capillaires artérieux et leurs bouches exhalantes semblent être comme paralysés; ils n'offrent bientôt plus un obstacle suffisant au passage des liquides blancs, ou sérum qui les traverse alors comme une éponge.

Cette exsudation d'abord peu surabondante dans l'estomac et dans les intestins, arrivant en même temps que la perversion des mouvements contractiles des membranes musculaires du tube intestinal, est bientôt suivie d'une diarrhée qui, dans le principe, a tous les caractères des diarrhées des temps ordinaires; mais elle n'en est pas moins le Choléra. Elle se prolonge et devient de plus en plus abondante, et quelquefois accompagnée de nausées. Elle arrive ainsi à l'état nommé cholérine, lequel doit être regardé comme le deuxième degré de la maladie.

Le Choléra est au deuxième degré, c'est-à-dire à l'état de cholérine, quand les matières rendues par les déjections alvines ne sont plus qu'un liquide sale, légèrement jaunâtre, au lieu d'être consistant et coloré.

La diarrhée et la cholérine sont quelquefois accompagnées d'un sentiment douloureux d'estomac et d'in-

testins suivi d'un état de bien-être après les déjections
alvines ; sentiment qui est presque toujours funeste,
parce qu'il porte les malades, non-seulement à ne
rien faire pour arrêter la diarrhée, mais à refuser ou
même à mépriser tout soin de régime et tout secours,
jusqu'au moment où le Choléra se montre par les plus
sinistres effets et les enlève en quelques heures sans
qu'ils se soient doutés que la cholérine est le Choléra.
Tels sont, le plus souvent, les fâcheux résultats qu'a-
mènent ces classifications de chaque phénomène de la
même maladie, comme si l'on pouvait les assujétir aux
règles d'un papier de musique.

On pardonnerait volontiers la manie de ces subtiles
distinctions scientifiques si elles n'étaient que pué-
riles. Mais dans le cas dont nous nous occupons,
elles ont entraîné et entraînent encore trop d'accidents funestes pour qu'on les passe sous silence.
En effet, en désignant le second degré de la maladie
sous le nom de cholérine, on en a fait un accident
équivoque, sans danger, se dissipant spontanément,
comme il vient et si éloigné du Choléra qu'il n'en
doit donner aucune appréhension. Cette erreur a été
tellement propagée et tellement accréditée qu'en
parlant de la cholérine, chacun répond : *ce n'est rien.*
Cependant, c'est tout : car la cholérine, nous le répétons, est le Choléra et bien véritablement le Choléra
au second degré. Nous ne pouvons trop le redire :
la diarrhée elle-même, en temps d'épidémie cholérique, est le Choléra ; et malheur à ceux chez qui,
elle ne sera pas regardée comme telle. Car ils pour-

ront, comme je l'ai vu maintes fois, payer de la vie leur confiance dans cette erreur. Tel est le plus souvent le mérite de ces savants qui tourmentés par le désir de se distinguer, espèrent par de subtiles classifications, arriver à la hauteur de grands hommes.

Les premiers degrés de cette maladie, la diarrhée et la cholérine ou diarrhée blanche albumineuse, se manifestent ordinairement, 4, 5, 6 jours et parfois plus longtemps, avant que les forces vitales des tuniques intestinales, et des vaisseaux exhalants qui s'ouvrent dans l'estomac et dans les intestins, soient assez brisées et perverties pour permettre aux liquides séreux de couler par ces vaisseaux, comme dans des canaux inertes, et d'affluer dans le canal digestif, comme par expression, ce qui constitue le troisième et dernier degré du Choléra.

La cholérine est à l'état de Choléra, c'est-à-dire au dernier degré de la maladie, quand les matières rendues par le haut ou par le bas sont blanches et écumeuses comme un liquide mucilagineux ou gélatineux battu. Alors l'action contractile du tissu musculaire intestinal, et l'abondance des liquides qui coulent par les surfaces internes de l'estomac et des intestins, sont telles que, les vomissements surviennent, et que les déjections alvines sont presque continuelles. Il s'opère une véritable hémorrhagie blanche interne qui épuise le malade. Le sang perd son sérum, s'appauvrit, s'épaissit; sa couleur devient plus foncée, sa dépuration et sa régénération ne se font plus qu'imparfaitement; sa chaleur diminue, le froid de-

vient quelquefois glacial ; les forces circulatoires se
ralentissent à mesure qu'il perd ses qualités vivi-
fiantes ; les artères se vident, il coule plus lentement
dans les veines ; les capillaires de celles-ci s'em-
plissent de sang, au lieu de liquide blanc, et donnent
à la peau une teinte violacée désignée sous le nom de
cyanose.

En même temps surviennent, comme précurseur
d'un prochain et funeste dénouement, des crampes
déchirantes qui ressemblent aux contractions fibri-
laires et convulsives inséparables des morts violentes.

L'ouverture des cadavres à prouvé d'une manière
évidente que le choléra est une hémorrhagie ; car, à
l'autopsie des victimes de ce fléau, on à trouvé les
artères vides, ne contenant plus ni sang ni autres
liquides. On devait le prévoir d'après la quantité de
matière séro-albumineuse que les malades avaient
perdue ; cependant, ces pertes abondantes qui ne pou-
vaient avoir que la mort pour résultat, n'empêchèrent
point la redoutable et malfaisante secte Sangrado
de recourir à la saignée, même pendant la dernière
période de la maladie ; c'est à dire, celle de l'agonie,
quoique ce fut un moyen d'augmenter l'épuisement et
de hâter une issue funeste. Quelques-uns de ces sec-
taires n'ayant pas obtenus par les veines le sang
qu'ils en prétendaient tirer, ce qui était dans l'ordre
des choses naturelles, puisque ces vaisseaux en conte-
naient peu et qu'il y coulait lentement, ne poussèrent
pas moins la manie de saigner jusqu'à couper les artères temporales en travers, mais sans plus de succès :

ces artères, comme nous l'avons dit plus haut, étant vidés dans les derniers moments des cholériques. On avouera qu'il fallait se dispenser de toutes réflexions et de tous raisonnements pour recourir à un tel moyen en pareil cas. En effet, comment, sans avoir abdiqué toute espèce de jugement, pouvait-on espérer guérir par la saignée des malades qui se mouraient par suite d'une trop grande perte de sang?

On sait que ce liquide vivifiant est formé d'éléments divers qui doivent être en eux, en certains proportion, avec leur qualité normale pour entretenir la vie et la santé dans un bien être conforme aux desseins du Créateur. Que la vie est en péril, et qu'il y a maladie, toutes les fois que les éléments constitutifs du sang ne sont plus dans leur état et leur rapport normal.

On sait encore que le sang se sépare spontanément en deux parts, lorsqu'il est conservé quelque temps dans un vase ; que l'une de ces parts est liquide séro-albumineuse, de couleur ambrée. Cette part est celle que l'on nomme le sérum : l'autre part s'appelle le cruor ; elle est rouge, consistante, fibreuse, ou filamenteuse, ce qui lui a fait donner le nom de chaire coulante. Elle se forme au milieu du sérum en un caillot qui a l'apparence du foie et presque la consistance. Le sang, dans l'état normal, est composé d'une plus grande quantité de sérum que de cruor. Une perte considérable de ce liquide, ou seulement de l'une de ces deux parties constituantes, entraîne la mort. C'est par la perte du sérum que le choléra devient mortel.

Dans le Choléra, c'est le sérum seul qui est exsudé, versé dans le canal digestif par les bouches des vaisseaux exhalants qui s'ouvrent dans ce canal. Au début de la maladie, l'exsudation séreuse n'est pas très-abondante. Elle ne fait que délayer un peu les matières stercorales qui se trouvent dans les intestins et produire la diarrhée ; mais cette exsudation augmente de moment en moment ; et, après quelques jours de durée, elle devient assez abondante pour entraîner dehors tous les résidus alimentaires qui peuvent se trouver dans le tube digestif : en sorte que les malades ne rendent bientôt plus que du sérum qui est évacué sous forme d'un liquide blanc et écumeux. Arrivée à ce point, la maladie est à son second degré auquel on a donné le nom de cholérine. Cet état se prolonge ordinairement pendant trois à quatre jours, quelquefois plus. Je le fais encore remarquer ici, le nom de cholérine ne change pas la nature de la maladie, c'est le Choléra au second degré, et il n'en diminue point la gravité. Cet état succédant à la diarrhée de matières colorées indique, au contraire, l'aggravation de la maladie.

Il est facile de concevoir que, dans cet état, le malade est dans un péril éminent : car l'exsudation continuant ses progrès peut d'un instant à l'autre verser le sérum à flots dans les intestins, épuiser le malade, et le faire succomber après quelques heures d'une telle perte. C'est, en effet, ce qui arrive presque toujours chez les malades abandonnés à eux-mêmes, ou sans le secours de moyens curatifs efficaces. Ce sont

ces accidents trop communs qui ont fait croire et dire
que le vrai Choléra est incurable : parce qu'il enlève
les malades dans l'espace de quelques heures.

Je crois, par ce qui précède, avoir bien démontré
que cette soudaineté des effets du Choléra n'existe
pas, et que c'est une erreur d'y croire. Mais arrivé à son troisième ou dernier degré, ce qui est
ordinairement caractérisé par une faiblesse générale,
extrême, un froid souvent glacial, la cyanose, des
crampes accompagnées de douleurs quelquefois atro-
ces ; mais arrivé dis-je à ce troisième degré, ce
qui n'a lieu qu'après plusieurs jours de maladie, le
Choléra peut devenir promptement funeste. Triste et
regrettable issue que l'on peut éviter en donnant au
malade, dès le début, ou dans le cours de la maladie,
l'élixir anti-cholérique, comme cela est indiqué plus
loin.

On comprendra qu'il vient un instant où nos moyens
de guérison sont impuissants : c'est celui où le malade
est arrivé à ce degré d'épuisement dans lequel serait
un blessé agonisant par la perte de son sang. Dans
ce cas, on ferait vainement la ligature ou la compres-
sion des vaisseaux ouverts : si l'un de ces moyens
était praticable, on pourrait bien empêcher la
perte du sang qui lui reste, mais on ne sauverait
point le malade, s'il ne lui en restait plus assez pour
la conservation de ses jours. Cependant, il ne
faudrait pas, lors même que l'on aurait cette pensée,
le laisser sans secours : il faut toujours, quand cela est
possible, arrêter immédiatement l'hémorrhagie ; car,

dans les cas qui paraissent les plus désespérés, les malades peuvent avoir encore assez de liquides vivifiants pour survivre à leurs accidents. Il doit en être de même pour les cholériques : c'est-à-dire qu'il ne faut pas les abandonner, même dans les cas qui paraissent les plus extrêmes ; mais leur donner à haute dose l'élixir anti-cholérique de 60 à 80 grammes à la fois, de 10 à 15 minutes d'intervale. Des cholériques, ont été sauvés de cette manière quoique n'en ayant fait usage qu'après 36 à 40 évacuations alvines en 24 heures. Si par ces moyens on n'est pas assez heureux pour conserver les malades à la vie, c'est que l'on sera arrivé trop tard et lorsque l'action vitale, presque éteinte par l'épuisement, ne conservait plus assez de liquide vivifiant, ni assez de sensibilité pour être ranimée.

TRAITEMENT.

Je vais d'abord indiquer les moyens prophylactiques ou préservatifs : j'indiquerai ensuite la méthode curative qui, dans l'épidémie de 1832 et dans celles de 1849, a obtenu les plus heureux succès.

Moyens prophylactiques.

Je suis entré dans quelques détails sur la nature débilitante, ataxique et l'action progressive du Choléra sur nos organes, pour que chacun puisse comprendre le mécanisme, le développement, la marche de cette maladie, et pour que chacun puisse aussi reconnaître les moyens hygiéniques les plus en état de se préserver de cette horrible maladie, et de la combattre efficacement lorsqu'elle est déclarée.

Les causes du Choléra produisant l'atonie, l'affaiblissement, la perturbation de l'action vitale, il est évident que c'est dans le régime et les moyens fortifiants, toniques, qu'on trouvera les préservatifs de cette maladie.

La première des lois hygiéniques est la sobriété en toutes choses : il faut être tempérant, éviter les plaisirs et les travaux qui affaiblissent. On a vu plus haut que la faiblesse favorise l'action pernicieuse des causes du Choléra. Nous devons faire remarquer ici que ces causes pendant une épidémie cholérique nous environnent de toutes parts ; qu'elles sévissent sur nous à l'instant même où nous avons perdu une partie de nos forces de résistance ; que leur action est d'autant plus dangereuse que notre affaiblissement est comme instantané, ainsi que cela arrive par l'intempérance, l'abus des boissons alcooliques, l'excès dans les plaisirs, le travail trop prolongé, etc., etc.

Il faut tâcher de conserver la santé dans son état ordinaire : pour y arriver, il n'est pas nécessaire de changer son régime habituel : seulement, il faut faire un bon choix des aliments dont ont fait ordinairement usage. Il est essentiel qu'ils soient de bonne qualité et bien préparés ; il est bon de prendre après le repas du matin et du soir une tasse de thé ou de menthe poivrée que l'on fait comme le thé. On peut pour cinq centimes de feuilles de menthe en faire cinq tasses. Cette infusion ainsi que celle du thé peuvent se prendre avec

ou sans sucre; elles sont aussi efficace d'une façon que
de l'autre. L'usage des pastilles de menthe est un
moyen préservatif très-puissant que l'on ne saurait
trop recommander. Le soir, on peut remplacer les
boissons précédentes par le café, le punch, etc.

La gentiane est aussi un puissant préservatif. L'em-
ploi de la gentiane comme celui de la menthe étant
à la portée de toutes les fortunes, j'en recommande
l'usage. La décoction de gentiane s'obtient en faisant
bouillir pendant quelques minutes trente grammes de
gentiane concassée dans un litre d'eau pour huit
doses. On laisse refroidir; puis, on tire le liquide à clair
pour le conserver dans une bouteille; on y ajoute
quatre cuillérées à bouche d'alcool; on prend cette décoction le matin en se levant et le soir en se couchant.
Un litre par jour suffit pour quatre pesonnes.

Dans une verrerie, d'un département voisin, qui oc-
cupe beaucoup d'ouvriers, plusieurs furent victimes
du Choléra dès le début de la maladie en 1849;
mais il n'y eut plus d'accident à déplorer dans cette
usine, malgré les causes débilitantes, et par conséquent
prédisposantes d'une verrerie, dès que ma méthode
curative y fut connue et mise en pratique.

Une décoction de gentiane y fut mise à la disposi-
tion des ouvriers qui en prirent à discrétion, et le
choléra ne se montra plus chez aucun de ces ouvriers.

Un des maîtres de la verrerie est venu, à cette occasion, me témoigner sa reconnaissance pour le service
que, par ma notice sur le Choléra, j'avais rendu à
leur établissement.

Je pourrais indiquer une infinité d'autres moyens préservatifs internes ; mais, comme j'ai surtout en vue la classe nécessiteuse, à qui les bons conseils hygiéniques de tous les médecins ne manqueront pas d'ailleurs, je me borne à indiquer les moyens qui précèdent comme étant les plus essentiels. Quand aux classes aisées, elles n'auront que l'embarras du choix, parmi tout ce qui est préconisé comme préservatif : et certes, elles ne peuvent faire fausse route.

Aux moyens préservatifs que je viens d'indiquer il faut joindre les frictions sur les membres avec l'alcool aromatisé : tel que l'eau de Cologne, l'eau-de-vie de lavande , de mélisse , l'eau – de – vie camphrée , l'alcool pur. L'alcool de betterave étant aussi efficace que les autres, doit être préféré à cause de son bas prix ; trente grammes d'esprit de betteraves ou des autres substances alcooliques suffissent pour une friction. Les frictions doivent se faire au soir, au moment de se mettre au lit. On y procède de la manière suivante : on met dans un verre 50 à 55 grammes du liquide qui doit servir à la friction ; puis on y ajoute environ 20 grammes d'eau tiède ; on mélange en agitant le verre que l'on recouvre avec la main. On verse ensuite un peu de liquide dans une main ; on le porte et on l'étend sur le membre que l'on veut frictionner et on continue ainsi jusqu'à ce que tout le liquide soit employé. Il suffit d'étendre la friction, un jour, aux pieds et à la partie supérieure des jambes : un autre jour, aux-avant bras et aux bras. Une de ces frictions par jour est suffisante.

Les frictions peuvent se remplacer par une sorte de bains de vapeur que l'on se procure en faisant évaporer de l'alcool aromatisé et en introduisant cette vapeur dans le lit, au moyen d'un tube ou de toute autre manière, aussitôt que l'on est couché.

Moyens curatifs.

On a vu, par ce que nous avons dit plus haut, que la gravité du Choléra ne se manifeste pas d'une manière instantanée ; que cette maladie, au contraire, a un temps d'incubation, pendant lequel, aucun phénomène morbide appréciable ne se produit ; ce n'est qu'après cette incubation dont la durée ne peut être supposée moindre de deux ou trois jours, à en juger par analogie avec une infinité d'autres maladies, qu'aparaissent les premiers symptômes du Choléra, par une diarrhée qui, nous le répétons, a tous les caractères des diarrhées ordinaires. Mais, que ce premier degré de la maladie n'en est pas moins le Choléra. Cette diarrhée, avant de passer à un état plus caractéristique du Choléra, se prolonge de deux à six jours, et quelquefois plus, suivant l'état physique et moral du malade, et aussi, suivant l'intensité de la cause morbide. Le second degré de la maladie, celui que l'on désigne sous le nom de cholérine, a ordinairement une moindre durée ; le troisième degré, c'est-à-dire celui que l'on reconnaît pour être le choléra, comme si les premiers degrés de ce fléau n'étaient pas aussi véritablement le Choléra, est le degré le plus grave, et il peut devenir promptement funeste, s'il n'est pas combattu par des secours actifs, bien ordonnés et bien administrés.

J'ai rappelé la marche des phénomènes du Choléra : parce que j'écris moins pour les médecins qui en savent autant et plus que moi sur ce point, que pour les gens du monde dont un grand nombre, en cas d'épidémie, peut se voir privé des salutaires conseils d'une médecine rationnelle et bien éclairée, surtout dans les campagnes : et, parce que je désire faire bien comprendre à chacun que, le Choléra ne survient pas spontanément ; qu'il est important de l'attaquer à son début, lorsqu'il est encore à son état de diarrhée ou de cholérine, et sans attendre qu'il soit arrivé à son dernier terme. Un traitement trop hâté ne peut nuire en aucune façon, même quand, par méprise, il serait employé contre une diarrhée non cholérique : tandis que les temporisations peuvent devenir funestes. Il faut agir le plus tôt possible, et combattre la diarrhée quand elle se manifeste.

En faisant usage à temps de l'élixir que j'ai composé on est assuré d'annihiler les causes du Choléra, ainsi que leurs effets ; de conserver la vie et de rétablir la santé. C'est, ce que j'ai constaté pendant l'épidémie cholérique de 1832, et pendant celle de 1849.

Usage de l'Élixir anti-cholérique.

Deux cuillerées de cet élixir prises ensembles suffisent ordinairement pour arrêter immédiatement la diarrhée.

Il faut, dans tous les cas, commencer le traitement par en prendre deux cuillerées en même temps, et continuer ensuite par cuillerée simple à 30 minutes d'intervalle.

Si, après en avoir pris 3 ou 4 cuillerées, la diarrhée n'était pas arrêtée, il faudrait en prendre une cuillerée toutes les 15 à 20 minutes et continuer ainsi jusqu'à parfaite guérison.

Dans le second degré, c'est-à-dire quand le Choléra est encore à l'état de Cholérine, il faut commencer le traitement par deux cuillerées, et en prendre ensuite une cuillerée toutes les douze à quinze minutes, et continuer jusqu'à parfaite guérison : si cela était insuffisant, il faudrait le prendre, par cuillerées, toutes les 8 ou 10 minutes.

Dans le 3me degré, c'est-à-dire quand le Choléra est arrivé à son dernier terme, il faut commencer par trois cuillerées, et ensuite en prendre deux cuillerées toutes les 8 à 10 minutes. Dans les cas de vomissements, il faut même en donner trois cuillerées après chaque évacuation par le haut. On continuera ensuite l'usage de l'elixir par deux à trois cuillerées jusqu'à cessation complète des symptômes cholériques, ainsi qu'il est dit précédemment. On doit bien se garder de cesser entièrement l'usage de cet élixir immédiatement après la cessation des évacuations, soit de la diarrhée primitive, soit de la cholérine ou diarrhée blanche, soit du Choléra; il faut au troisième degré, au contraire, continuer d'en prendre une cuillerée, d'abord toutes les deux à trois heures, ensuite

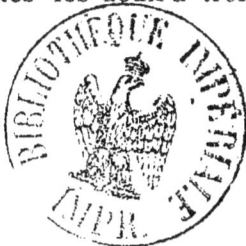

toutes les quatre à cinq heures, et pendant quelques jours, deux à trois cuillerées par jour, afin d'empêcher le retour des accidents, ce qui est essentiel. La prudence fait même une loi aux personnes qui ont été atteintes du Choléra au troisième degré, d'en prendre, pendant longtemps une cuillerée, tous les jours au moment de se coucher.

La dose de ce médicament doit un peu varier selon l'âge, la force des malades et des tempéraments, mais de très-peu pour les adultes. Elle doit être de moitié environ pour les individus de 9 à 12 ans, c'est-à-dire d'une demie cuillerée, ou deux cuillerées à café, données dans tous les cas, aux intervalles indiqués plus haut.

Il faut donner cet élixir avec assurance et sans craindre l'action énergique des médicaments dont il est composé et qui pourrait se faire sentir si on les prenait séparément. Au surplus, une très-grande partie est expulsée avec les matières rendues par les vomissements ou les déjections alvines. D'ailleurs, le premier effet de cette élixir administré comme il est indiqué, est de diminuer l'abondance des déjections, de les éloigner, puis de les arrêter. Il fait cesser les accidents cholériques en provoquant une douce chaleur interne. Son efficacité se manifeste par un état de bien-être qui seul, après la souffrance, peut porter au sommeil. Il faut respecter le repos lorsque le malade en éprouve les douceurs, et suspendre le traitement pendant le sommeil ; mais il faut le continuer après le réveil, et administrer l'éli-

xir à des intervalles plus ou moins rapprochés, selon
que les accidents ont plus ou moins diminué d'intensité. Il n'y a donc nul danger ni nulle crainte à avoir
de l'usage de l'élixir, quelque quantité que le malade
en prenne, en l'administrant comme il est dit plus
haut. J'ai vu, en 1832, des malades qui ont pris près
d'un litre de cet élixir dans l'espace de quelques
heures, et qui n'ont dû le rétablissement de leur
santé qu'à cette haute dose du remède.

Des cholériques en ont pris en 1849, jusqu'à trois
et quatre litres : un entr'autres en a pris sept litres,
dans l'espace de quelques jours, tant pour se guérir
que pour consolider sa guérison. Je dois encore l'observer ici, l'élixir n'a point les qualités nuisibles
que beaucoup lui supposent. Car, par leur mélange, les
substances qui servent à le préparer perdent leur qualité première et forment un tout avec des propriétés nouvelles et bienfaisantes. Comme par leur mélange, l'acide muriatique et la soude perdent leurs
causticités, et forment le sel de cuisine dont l'usage
nous est devenu indispensable.

On a conseillé les frictions pour combattre le refroi-
dissement, mais ce moyen est plus souvent nuisible
qu'utile : car, elles ne peuvent se faire sans imprimer
aux couvertures des mouvements qui font pénétrer
l'air dans le lit, surtout quand ces frictions sont
faites par des mains maladroites : et il y en a dans le
peuple plus de celles-là que d'autres.

L'usage de l'élixir dispense d'ailleurs de recourir à

ce moyen : car, pour l'ordinaire, il rappelle instantanément la chaleur qui s'éteint.

Il peut être bon d'entretenir la chaleur du lit, soit avec une bassinoire, soit avec des bouteilles d'eau chaude; on peut aussi se servir de sachets de cendres chaudes, de briques chaudes enveloppées dans des linges humides, et enfin de tout ce qui peut entretenir la chaleur du lit du Cholérique.

On ne doit permettre au malade, pendant le traitement, qu'un peu d'eau sucrée alcoolisée, ou aromatisée avec la menthe : les pastilles de menthe sont excellentes pour cet usage.

Le régime après le Choléra doit consister d'abord à prendre quelques bouillons, ni trop substantiels ni trop copieux : quatre ou cinq petits bouillons dans le premier jour après la cessation des accidents, et quelques demi-verres d'eau sucrée dans laquelle on aura ajouté deux ou trois cuillerées de vin; un ou deux petits potages le 2ᵉ jour, ayant soin de n'augmenter que bien graduellement la dose des aliments, afin d'éviter une rechûte toujours plus redoutable que la maladie primitive. On sait que le Choléra est l'effet d'une cause qui brise et paralyse en quelque sorte les forces contractiles des vaisseaux exhalants et absorbants qui s'ouvrent dans le canal alimentaire et qui pervertit, en même temps, l'action contractile des tissus musculaires de ce canal. D'après cela, on comprend facilement le danger d'une indigestion après une attaque de Choléra, et alors que les forces vitales ne sont pas encore complètement rétablies : car, l'effet d'une indigestion dans ce cas est d'épuiser les forces digestives renaissantes,͏ et de remettre le tube alimentaire dans un état de débilité et de faiblesse plus grand que celui dans lequel il était pendant le Choléra ; de ramener les contractions ataxiques et convulsives des membranes musculaires de l'estomac et des intestins. Ces accidents sont d'une gravité souvent au-dessus de la vertu de mon élixir. On comprend qu'il doit être impuissant toutes les fois que l'épuisement a été tel qu'il ne reste plus au malade assez de liquide vivifiant pour satisfaire aux besoins de la vie. Les rechutes causées par indigestion , à la suite du Choléra, sont presque toujours mortelles. Cependant, il faut encore recourir à l'usage de l'élixir ; car, il est jusqu'à présent le remède le plus puissant que l'on puisse employer en pareil cas.

On pourrait compter par milliers les personnes victimes d'indigestion , dont les forces vitales de l'estomac et des intestins avaient été affaiblies par toutes autres causes que celles du Choléra. Je crois devoir en rapporter un exemple que je prends parmi les faits que j'ai eus à observer, et, il est je crois, peu de médecins qui n'en aient point de semblables à citer.

M. B. avait eu une Gastro entérite ce que l'on appelait autrefois fièvre muqueuse, et que l'on nomme maintenant fièvre typhoïde, et peut-être encore autrement : car de nos jours, dieu-merci, on trouve pour les maladies plus de fabricants de classes, de noms et d'épithètes que dans nos champs on y compte d'alouettes. Mais laissons à ceux qui s'en occupent cette science plus que

stérile, et revenons à ce que j'ai à dire sur la fin malheu-
reuse de M. B.... Il était malade depuis plus de deux
mois lorsqu'il me fit appeler, je le trouvai dans un
assez grand état de faiblesse générale, faiblesse qui
était plus manifeste encore dans les voies digestives.
Il pouvait à peine rester levé le temps de faire son
lit : cependant, après quinze à vingt jours de soins, il
avait retrouvé assez de forces pour se promener plusieurs fois le jour dans ses appartements ou dans son
jardin, et prendre des aliments un peu substantiels.
Enfin, vers le vingtième jour après ma première visite,
il n'était plus dans le cas d'avoir besoin de mes soins.
Je lui prescrivis le régime qu'il devait suivre pendant sa convalescence pour consolider sa guérison. Je
lui avais conseillé pour le même jour un potage, un
œuf à la coque avec gros comme deux doigts de pain,
et un verre d'eau et de vin sucré pour son repas de
midi : un peu de pain et de confiture dans l'après-
midi, avec du vin sucré et un potage pour le soir, et
d'augmenter graduellement, chaque jour suivant, cette
alimentation ; mais, au lieu de suivre mon conseil,
il prit un fort potage, du bœuf, une aile de poulet
avec du pain et du vin en proportion. Puis, par dessus
un morceau de pâtisserie aux cerises. Une heure
après ce repas il se félicitait de ne pas avoir suivi mon
conseil ; mais, quelques instants plus tard, il se sentit
atteint d'une faiblesse et d'un malaise indiscibles qui
furent bientôt suivis de vomissements et de déjections alvines presque continues. On vint me chercher,
et j'y fus en toute hâte craignant ce qui est arrivé. Je

trouvai M. B... mourant ; il était assis sur son fau
teuil ne pouvant plus se soutenir. Les intestins se
vidant sans discontinuer, je prescrivis une potion
cordiale anti-diarrhéique ; mais j'avais à peine fini qu'il
rendit le dernier soupir. Il y avait une heure à peine
qu'il s'était réjoui d'avoir contrevenu à mes pres-
criptions !...

La trop grande quantité d'aliment avait dans ce cas
fatigué, puis épuisé les forces vitales des intestins et
paralysé les sphinctères des vaisseaux exhalants qui
souvrent dans les intestins, ce qui avait amené l'exsudation à flot des liquides séreux, l'épuisement et
la mort, comme cela arrive dans les cas de Choléra.
La cause chez M. B. était différente de celle du
Choléra, mais l'effet était le même.

Le Choléra maintenant est endémique en Europe.
Il reviendra donc à certains intervalles chez nous,
comme autrefois, revenait la petite vérole dont nous
ne sommes pas encore complètement délivrés. Mais
grâce au ciel, j'ai trouvé, il y a long-temps, les causes
et le remède de cette maladie aussi hideuse que funeste : comme j'ai trouvé les causes et le remède
du Choléra avant 1852, et lorsqu'il n'exerçait encore
ses ravages que dans les états éloignés de la France.
Je prévis bien alors que ma découverte rencontrerait
de nombreux détracteurs, aussi à combien de cabales
n'a-t-elle pas donné naissance ? Qui pourrait les
compter ?

Mais bientôt, je l'espère, la probité l'emportera sur
toutes ces passions jalouses auxquelles s'abandonnent

ceux qui se laissent dominer par un sordide égoïsme et
tous les honteux sentiments de l'envie qui font déverser
le blâme, la désapprobation, et quelquefois le ridicule sur
les découvertes utiles faites par leurs contemporains.
Découvertes dont il ne peuvent supporter la propaga-
tion ; parce qu'elles ne viennent pas d'eux ; mais, qu'ils
travestissent plus ou moins défectueusement pour se
les approprier et en profiter en secret, tout en les détrac-
tant. Je connais déjà plusieurs transformations assez
maladroites de mon élixir, qui en subit chaque jour
de nouvelles. D'autres cabaleurs plus bénins, mais
non moins orgueilleux, l'emploient sans le falsifier ;
mais sous leur nom et comme étant de leur inven-
tion. Cette tricherie mérite d'être pardonnée : je le
fais de bon cœur; car elle profite à l'humanité.

Ces découvertes, je me dois de le dire ici, et tant
d'autres que j'ai faites, ne sont point dues au hasard
comme on a osé l'écrire, mais elles sont bien le fruit
de l'étude et de la méditation ainsi que l'on pourra
s'en convaincre en lisant mon mémoire sur la petite
vérole et principalement mon traité *in extenso* du
Choléra.

J'espère qu'un jour viendra, et il n'est pas loin, où
l'humanité entière profitera de mes découvertes. Ce
jour sera celui où chacun sera éclairé par les âmes
bienfaisantes sur les incontestables vertus des moyens
curatifs que j'ai trouvés contre ces deux fléaux.

On a la vaccine contre la petite vérole ; mais il est
démontré que ce moyen n'est pas toujours un préservatif assuré, et, si j'ai bonne mémoire, il me semble,

que Pline a dit que l'on avait tiré de la race bovine un préservatif contre cette maladie ; mais que ce moyen était tombé en dessuétude, ayant cessé d'être efficace. Celle du vaccin paraît aussi s'affaiblir. On compte maintenant par milliers les victimes que la petite vérole fait chaque année parmi les personnes vaccinées, et chez qui, le vaccin avait présenté tous les caractères d'une préservation assurée.

Il est chaque année des contrées où cette cruelle maladie sévit, avec autant de violence, chez les personnes vaccinées que chez celles qui ne l'ont point été.

Mais par les moyens abortifs que j'ai découverts on peut se préserver des déplorables effets de cette maladie.

Nous bornons ici ce que nous pourrions dire sur le Choléra.

Il faut se l'avouer, le Choléra ainsi que nous l'avons dit plus haut est maintenant endémique chez nous, comme dans le reste de l'Europe. Il est donc important de se prémunir contre ce fléau qui peut nous atteindre inopinément. Il faut pour cela se procurer à l'avance l'élixir anti-cholérique dont nous avons obtenu un succès constant.

J'avais indiqué dans les précédentes éditions les moyens et la manière de préparer cet élixir, mais l'expérience et le temps m'ont appris que sa confection, mise ainsi à la portée de toutes les personnes, avait eu généralement pour résultat une liqueur qui le plus souvent était loin d'avoir toute la vertu de

celui qui était composé selon ma prescription,
tantôt parcequ'il était fait par des personnes
inexpérimentées qui ne croyant pas en changer la
nature le modifiaient à leur gré, tantôt parceque
d'autres ne se procuraient, faute de s'y connaître,
que des substances de qualité inférieure, altérées,
avariées ou falsifiées, en sorte que beaucoup avaient
une liqueur d'une vertu curative bien faible. Sans
compter que par toutes les métamorphoses dont nous
avons parlé plus haut, on répandait dans la société
une liqueur d'une efficacité douteuse.

Cédant, d'après tant d'inconvénients, aux nombreuses
sollicitations des personnes qui depuis 20 ans ont usé
de mon élixir, j'ai pris la résolution de faire préparer
sous mes yeux par M. Bor, pharmacien à Amiens, les
substances composées qui en sont les principaux éléments et de lui faire, ensuite, confectionner cet élixir,
selon ma dernière formule de laquelle il est seul dépositaire.

J'ai pris occasion de cette nouvelle détermination
pour apporter dans la composition de cette liqueur,
les modifications importantes qui m'avaient été sug-
gérées par le grand usage qui a été fait de cet élixir
sous ma direction en 1849.

A Daours où je demeure les trois quarts de l'année, les
autorités civiles et ecclésiastiques en ont composé plus
de 500 litres en 1849, tant pour Daours que pour les
villages des environs. Chacun s'empressa de s'en
pourvoir aussitôt que son efficacité fut reconnue.

Outre cet élixir qui se conserve aussi longtemps que toutes les autres liqueurs ; j'en ai composé un second pour être employé comme liqueur de table : beaucoup de personnes en font usage après le repas, c'est un excellent stomachique, il facilite les digestions pénibles et laborieuses.

M. Bor est également seul dépositaire de ma formule pour la préparation de ce second élixir.

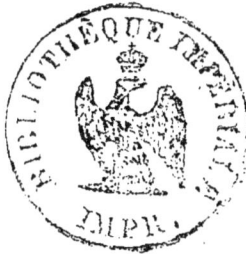

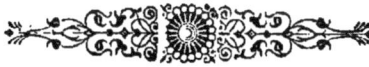

www.ingramcontent.com/pod-product-compliance
Lightning Source LLC
Chambersburg PA
CBHW070802210326
41520CB00016B/4801